Ich bin »Morbus Parkinson«

Wenn das Gestern morgen wäre
und das Heute gestern,
würde das nichts ändern
an der Liebe und am Vertrauen
in über 40 Jahren Gemeinsamkeit

für Karin

Ulrich J. Gerhards

# ICH BIN
# »MORBUS PARKINSON«

Erzählungen
Gedanken
Gedichte

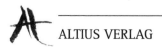
ALTIUS VERLAG

Bibliografische Information
der Deutschen Nationalbibliothek

Die Deutsche Nationalbibliothek verzeichnet diese Publikation in der Deutschen Nationalbibliografie; detaillierte bibliografische Daten sind im Internet über http://dnb.dnb.de abrufbar.

Alle Rechte vorbehalten
© 2016 Altius Verlag GmbH, Erkelenz
Technische Realisation: Andreas Ziegelmayer, Trier
Gestaltung: Günter Vanecek, Kasel (Titel unter Verwendung eines Bildes von Ulrich J. Gerhards)
Printed in Germany
ISBN 978-3-932483-23-3

## INHALTSVERZEICHNIS

Zum Geleit ———————— 7

Vorwort ———————————— 9

**MEIN LEBEN
MIT DEM UNTERMIETER** ———— 11

Signale des Körpers ——————— 13

In einer anderen Welt ——————— 15

Beschäftigungstherapie ——————— 21

Ein neues und anderes Lebensgefühl — 23

Ich vermisse ... ————————— 26

Wo stehe ich jetzt? ———————— 27

Mit einem Lächeln beginnt der Tag — 28

**ICH UND
»MORBUS PARKINSON«** ————— 31

Morbus Parkinson ———————— 33

Parkinson hat ein Gesicht —————— 34

Gefühle ————————————— 36

| | |
|---|---|
| Medikation | 38 |
| Der Untermieter | 40 |
| Ausgezogen ist er doch noch nicht | 42 |
| Zukunft ohne Angst | 43 |
| Gewonnen | 44 |
| Ich will … | 45 |
| Schritt für Schritt | 46 |
| Aufgeben | 47 |
| Aufstehen | 50 |
| Zufrieden | 52 |
| Ich lebe jeden Tag mein Leben | 54 |
| Er ist schon sehr weit | 56 |
| Ich … | 57 |
| Zukünftig | 58 |
| Über den Autor | 60 |

## ZUM GELEIT

Die Diagnose »Morbus Parkinson« trifft Menschen völlig unvorbereitet. Der Schock sitzt dann tief und muss zuerst einmal verarbeitet werden.

Mit Morbus Parkinson zu leben ist nicht leicht. Es erfordert viel Kraft, nicht nur von den Betroffenen, sondern auch von den Angehörigen.

Parkinson ist nicht heilbar. Dennoch gibt es eine Vielzahl von Möglichkeiten, um das Leben angenehmer und lebenswerter zu gestalten. Wichtig ist der Austausch mit anderen Erkrankten, z. B. innerhalb einer Selbsthilfegruppe.

In der Parkinson Selbsthilfegruppe für den Kreis Heinsberg arbeitet Ulrich Gerhards seit einigen Jahren ehrenamtlich aktiv mit. Er ist selbst ein Betroffener und seine Zeilen zeigen, wie er ganz persönlich mit der Krankheit umgeht und sich seine positive, offene Lebenseinstellung immer wieder neu erkämpft. Mit seinen Erzählungen, Gedichten und Gedanken möchte er auch anderen einen Anstoß zur Lebensbewältigung geben.

Allen Leserinnen und Lesern wünsche ich, dass ihnen zu Beginn eines jeden neuen Tages ein Lächeln gelingt!

*Barbara Sonntag*
Landesbeauftragte NRW
Deutsche Parkinson Vereinigung e. V.

im September 2016

# VORWORT

Irgendwann, da habe ich es gemerkt, dass mit meinem Körper etwas nicht stimmt. Die Signale waren nicht direkt zu erkennen, zu hören, zu spüren. Aber irgendetwas oder irgendwer wollte in mich hinein. Nur wer?

Es dauerte eine Zeit lang, bis ich die Aktionen spürte. Vieles funktionierte nicht mehr so wie früher. Der Rat eines Spezialisten musste her. Die Diagnose warf mich zuerst einmal um. Die ersten Gedanken galten nicht mir selbst, sondern meiner Familie: Was ich noch für sie tun könnte, wie viel Zeit mir jetzt noch für sie bliebe.

Doch da hatte ich die Rechnung ohne meine Familie gemacht. Sie machte mir Mut. Mein Motto war immer: Es gibt kein Problem, das sich nicht lösen lässt. Egal, was dabei herauskommt, man muss handeln und es nicht nur versuchen.

Der Reha-Aufenthalt hat mir geholfen, mich seelisch und körperlich wieder auf die Füße zu stellen, mich nicht zu verlieren, sondern zu akzeptieren. Ich habe über meine Krankheit nicht nur mit Therapeuten, Psychologen und Gleichgesinnten gesprochen, sondern auch darüber geschrieben. Viele Texte spiegeln meinen Zustand in jener Zeit wider, andere das »Wieder-Aufstehen«, die Akzeptanz und den Umgang mit der Krankheit.

Meine Zukunft sehe ich positiv, egal, was sie mir noch bringen mag.

Die Krankheit ist nicht zu bezwingen, aber mit Hilfe meiner Familie, von Freunden, Ärzten, Psychologen und liebenswerten Mitmenschen habe ich doch den ersten großen Kampf gewonnen. Und auch wenn es schwer werden sollte: Ich bin bereit für das nächste Gefecht. Jetzt heißt es »*Aufstehen*«, »*Mit einem Lächeln beginnt der Tag*« und »*Ich will*«.

Wenn mich nun jemand fragt: »Wie geht es dir?«, folgt schon mal die Antwort: »Ich zittere mich so dadurch!«.

**MEIN LEBEN
MIT DEM UNTERMIETER**

## SIGNALE DES KÖRPERS

Wir schrieben das Jahr 2005. Bereits seit einiger Zeit hatte ich mit einem Symptom zu kämpfen, das ich nicht zuordnen konnte: Saß ich ruhig auf einem Stuhl oder auf dem Sofa, zitterte mein linkes Bein. Da ich beruflich sehr angespannt war, hatte ich dem noch keine besondere Bedeutung beigemessen. Dann entspannte sich die Lage und es war so, als sei nie etwas gewesen. Doch später waren die Zitterattacken wieder da. Mein Hausarzt meinte, das gehe wieder vorüber, aber das Zittern blieb. Meine Frau riet mir, ich solle einmal einen Facharzt aufsuchen. Allerdings war es gar nicht so leicht, einen Termin bei einem Neurologen zu bekommen: Im Bereich meines Wohnortes wären Termine erst in einem Jahr möglich gewesen. Ich versuchte es daher an meinen Arbeitsplatz (inzwischen waren wir mit dem Büro nach Duisburg umgezogen). Ich hatte »Glück«: ein Termin schon in sechs Monaten!

Ich saß im Zug auf dem Weg nach Hause, lehnte mich zurück und schloss meine Augen. Irgendwie war ich müde, wie so oft nach einem langen Arbeitstag. Alles strengte mich schon sehr an, lag es an meiner Arbeit, die mir eigentlich Spaß machte, oder lag es an meinem Körper? Ich hatte seit einiger Zeit das Gefühl, als sei ich in ihm nicht mehr allein, als lenke irgendjemand bestimmte Dinge in mir. Aber bald werde ich mehr wissen, ich hatte ja den Termin beim Neurologen. Meine Frau hatte bereits eine Vermutung, behielt sie aber für sich, um mich nicht zu beunruhigen. Ich hatte noch keine Ahnung von dem, was da auf mich zukam.

Der erste Termin beim Neurologen in Duisburg brachte für mich noch keine Erkenntnis; er beunruhigte mich auch noch nicht. Der Neurologe sagte mir, er müsse noch einige Untersuchungen vornehmen, dann könne er mir Genaueres sagen. So folgten in den nächsten Wochen mehrere Untersuchungen, die dann letztendlich zu einem Ergebnis führten, das mich umhaute.

Der Arzt sah mich an und sagte: »Es tut mir leid, Ihnen das sagen zu müssen, aber die Untersuchungsergebnisse zeigen es ganz deutlich: Sie haben ›Morbus Parkinson‹. Wir müssen sofort mit der Therapie anfangen.« Er erklärte mir noch so einiges und beantwortete meine Fragen. Welche Fragen? Ich weiß es nicht mehr. Der Arzt drückte mir ein Rezept in die Hand und vereinbarte einen neuen Termin mit mir, dann verließ ich völlig durcheinander die Praxis und ging direkt in die Apotheke, die sich im gleichen Haus befand. Ich gab mein Rezept ab und erhielt kurze Zeit später die Medikamente. »Wissen Sie, wie Sie die Medikamente einnehmen müssen?«, fragte die Apothekerin. »Ich habe einen Zettel vom Arzt bekommen, auf dem steht alles drauf«, antwortete ich und verließ die Apotheke. Ich fühlte mich innerlich vollkommen leer.

# IN EINER ANDEREN WELT

Ich stand auf der Straße vor dem Fußgängerüberweg. Die Ampel war inzwischen schon mehrmals auf Grün gesprungen, ohne dass ich die Straße überquert hatte. Gedanklich war ich weit weg. Was war passiert? Mein Arzt hatte mir gesagt, dass ich Parkinson habe. Ich musste mich wohl oder übel mit dem Thema beschäftigen. Was wird nun werden, wie lange kann ich für meine Familie noch da sein?

Bei der nächsten Grünphase überquerte ich die Straße, rief über das Handy meine Frau an und informierte sie über das Ergebnis. Sie sagte mir, sie hätte es schon geahnt. Ich solle nach Hause kommen, um mit ihr darüber zu reden. Wir würden das schon zusammen schaffen.

Bis zu meinem Arbeitgeber waren es nur ein paar Minuten, doch ich war so in Gedanken versunken, dass mir der Weg viel länger vorkam. Normalerweise gehe ich sehr interessiert durch die Stadt, schaue mir die Geschäfte an und freue mich immer, wenn ich am Brunnen auf der Königstraße vorbeikomme. Eine große, bunte Skulptur ziert den Brunnen, genannt »der Lebensretter«. An diesem Tag ging ich an ihm vorbei, ohne dass ich ihn wahrnahm.

Im Büro angekommen informierte ich sofort meine Chefin über die neue Situation. Sie war darüber sehr erschrocken. Ich ging in mein Büro und die Kolleginnen und Kollegen merkten sofort, dass mit mir etwas nicht stimmte. »Na«, sagte eine der Kolleginnen ganz locker, »was sagt der Arzt?« Ich schaute in die Runde, alle warteten auf eine Antwort.

»Ich habe Morbus Parkinson«, antwortete ich. Ich sah in entsetzte Gesichter und es herrschte betretenes Schweigen.

Ich räumte meinen Schreibtisch auf, verließ die Firma, ging zum Bahnhof und wartete auf meinen Zug. Den ganzen Heimweg über war ich mit meinen Gedanken irgendwo anders, in einer anderen Welt.

Fast zwei Stunden später war ich Zuhause. Meine Frau erwartete mich schon. Wir umarmten uns und redeten über das, was war und was noch kommen könnte. Ich machte mir mehr Sorgen um meine Familie, was kann ich noch alles für sie tun? Eine Antwort bekam ich nicht, wer sollte sie mir auch geben? Später am Abend informierte ich meine Söhne über meinen Gesundheitszustand. Sie waren sehr betroffen und fragten: »Warum denn gerade du, hat das Bisherige nicht gereicht? Das hast du nicht verdient!«

Muss man sich Krankheit verdienen? Warum wurde ich ausgewählt, so etwas zu bekommen und zu ertragen? Und das, was bisher mit meinem Körper war, womit hatte ich das denn verdient? Ach ja, es waren ja nur ein paar Dinge wie Blinddarmentzündung, Hirnhautentzündung, Leistenbruch, mehrere Thrombosen, akuter Bandscheibenvorfall, Tinnitus rechts und links, die sonstigen »Kleinigkeiten« einmal außer Acht gelassen – und jetzt zur Vervollständigung des Gesamtbildes zusätzlich noch Parkinson. Habe ich jetzt eigentlich Pech oder Glück, was die Krankheitsbilder betrifft? Die weitere Entwicklung bleibt abzuwarten.

Meine Krankheit hatte zur Folge, dass ich regelmäßig, circa alle sechs Wochen, meinen Neurologen aufsuchen musste. Anfangs zeigten die Tabletten ihre Wirkung, doch dann wurde das Zittern langsam immer stärker und die Motorik ließ nach. Auch die Bahnfahrt strengte mich an und ich bekam die Züge zu meiner Arbeitsstelle an vielen Tagen nicht rechtzeitig. Ich fühlte mich morgens wie zerschlagen, wenn um 4.45 Uhr der Wecker klingelte. Ich brauchte für alles viel länger, rasieren, waschen, anziehen, Schuhe. Meine Bewegungen wurden langsamer, mir war oft schlecht. Vor der Krankheit war ich mit dem Aufstehen körperlich und geistig voll da, jetzt war es genau umgekehrt. Mich strengte alles sehr an. Ich versuchte, noch meinen vollen Einsatz zu geben, doch ich war immer schneller k.o. Ich war oft müde und wollte mich hinlegen, doch das tat ich nicht, ich wollte einfach noch nicht wahrhaben, dass nichts mehr so klappte wie vorher.

Dann kam der erste Tag, an dem ich in der Firma anrief und mich abmeldete, weil an diesem Morgen nichts ging, ich kam einfach nicht auf die Beine. Die nächsten Tage ging es einigermaßen, doch die Ausfälle wurden immer häufiger. Im März 2006 bat mich mein Abteilungsleiter zu sich und machte mir den Vorschlag einer flexiblen Arbeitszeitgestaltung. Ich konnte selbst entscheiden, je nach Gesundheitszustand, ob ich meine Arbeitsstelle aufsuchte oder nicht. Dies half mir sehr, mit meiner Situation zurechtzukommen. Der Druck »Du musst pünktlich auf deiner Arbeitsstelle sein!«, der war weg. Mal war ich zu normaler Zeit im Büro, meistens jedoch später. Mal arbeitete ich sechs bis sieben Stunden, an anderen Tagen ging nach zwei Stunden nichts mehr und ich fuhr nach Hause. So habe ich dann den größten Teil der nächsten drei Monate zugebracht, bis zu meinem Jahresurlaub.

Inzwischen hatte ich einen Reha-Antrag bei meinem Rentenversicherer gestellt. Wie zu erwarten kam zuerst eine Absage, woraufhin ich natürlich Widerspruch einlegte. Dann kam die Genehmigung und ich konnte direkt im Anschluss an meinen Jahresurlaub am dritten August 2006 die Reha-Maßnahmen beginnen. Ich begab mich nach Bad

Laasphe und fühlte mich dort gut aufgehoben. Bereits kurz nach der Ankunft wurde ich durch die Stationsärztin eingehend untersucht und am gleichen Tag wurde mir noch ein Therapieplan ausgehändigt. Es war ein strammes Programm, welches aber seine Wirkung nicht verfehlte, es tat mir und meinem Körper gut.

Meine anfängliche Abneigung gegenüber Psychologen legte ich schnell ab. Die Einzel- sowie Gruppengespräche machten mir richtig Spaß und halfen mir sehr. Nach kurzer Zeit gestaltete ich aktiv die Gesprächsrunden mit und brachte eigene Themen ein. Hierzu gehörten auch einige selbst verfasste Gedichte. Die sonstigen Anwendungen wie Ergotherapie, Krankengymnastik usw. und die Umstellung auf neue Tabletten bekamen mir ebenfalls gut. Ich lernte sehr nette Menschen kennen, mit denen ich an manchen Abenden interessante Gespräche führte. Zudem traf ich viele Menschen, denen es erheblich schlechter ging als mir, sowohl an Parkinson Erkrankte als auch Reha-Teilnehmer, die an MS (multipler Sklerose) erkrankt waren.

Mein gesamtes Krankheitsbild führte dazu, dass man mir schon nach knapp einer Woche sagte, dass ich in meinen Beruf nicht mehr zurückkehren würde. Ich hatte mich damit abzufinden, dass ich als Frührentner meinen Alltag gestalten musste. Zuerst konnte ich mir das gar nicht vorstellen, da ich seit meinem vierzehnten Lebensjahr gearbeitet hatte und das sehr gerne. Aber bald darauf sagte ich mir: »42 Berufsjahre sind doch genug, warum also nicht aufhören, wenn es nicht anders geht? Aber zuerst musst du wieder auf die Beine kommen!« Dafür tat ich dann in den fünf Wochen, die ich in der Rehaklinik verbrachte, alles. Dazu trugen viele Personen, wie Ärzte, Therapeuten und das Personal, bei. Mit meiner Frau Karin telefonierte ich täglich und sie besuchte mich alle vierzehn Tage in

Bad Laasphe über das Wochenende, worüber ich mich immer sehr freute.

Ich hatte viel Zeit zum Nachdenken, über Dinge, über die ich sonst vielleicht nicht so schnell nachgedacht hätte. Welche Dinge haben mein Leben bestimmt, in den vielen vergangenen Jahren? Es gab sehr viel Positives, aber es gab auch Negatives. Leider gibt es immer wieder Menschen, die einem sehr an die Substanz gehen. Es war schon eine harte Zeit mit einem dieser Menschen, aber selbst die habe ich überstanden. Heute bin ich der Meinung, dass dieser Mensch mich einen Teil meiner Gesundheit kostete. Aber ich wäre nicht ich, wenn ich nicht immer wieder aufstehen würde.

Über meine Söhne Volker und Robert, auf die ich sehr stolz bin, dachte ich besonders intensiv nach. Vieles ging mir durch den Kopf und ich entschloss mich, beiden einen Brief zu schreiben. Was sie wohl gedacht haben, als sie den Brief erhalten hatten? Was sie wohl gedacht haben, als sie ihn gelesen hatten? Löste das bei ihnen etwas aus, war es positiv oder negativ? Ehrlich gesagt: Ich weiß es nicht. Meiner Meinung nach hat es zumindest dazu geführt, dass sie über einiges nachdachten.

Meiner Frau Karin hatte ich ebenfalls geschrieben. So wie früher kam ich mir vor, da hatte ich ihr des Öfteren einen Brief geschrieben und so manche poetische Zeile gewidmet. In Gedanken war ich bei ihr.

Ein weiterer Brief folgte, und zwar an Peter, meinen Bruder. Wir hatten uns schon fast aus den Augen verloren, aber durch bestimmte Umstände wurde unsere Beziehung neu geboren. Da spielten sicher meine Mutter eine Rolle und ich mit meiner Krankheit. Wir sprachen über vieles und festigten unsere Beziehung.

Einen guten Freund zu haben, ist schon etwas sehr Wertvolles. Mit Wilhelm hatte ich viele Jahre im Berufsleben Seite an Seite verbracht und wir hatten uns zudem noch besonders gut verstanden. Das ist schon wie ein Lottogewinn. Für diese Freundschaft, die heute noch ohne Probleme besteht, habe ich mich an seinem Geburtstag einmal schriftlich bedankt.

## BESCHÄFTIGUNGSTHERAPIE

Ich war am richtigen Ort, was meine Krankheit betrifft. Hier gab es Menschen, die mir helfen konnten. Die richtige Dosis an Menschlichkeit bei Pflegern, Therapeuten und Personal hatte eine entsprechende Wirkung. Sie waren alle gut für Körper, Seele und Geist und Letzterer fing an, wie schon in früheren Jahren, poetisch aktiv zu werden.

Ich brachte die ersten Zeilen zu Papier. Es war eine andere Art des Umgangs mit der Krankheit, die Forderung an den Geist und die Herausforderung des »Herrn Parkinson«. Der Unterschied gegenüber früheren Gedichten besteht darin, dass die neuen Gedichte mehr Intensität und Aussagekraft haben. Mit dem Ersten *»Zukunft ohne Angst«* war der Grundstein gelegt für weitere Zeilen.

Ich schrieb in jeder freien Minute und jeden Tag, das blieb natürlich nicht unbemerkt. Man bat mich darum, die Gedichte, die ich geschrieben hatte und noch schreiben sollte, den Patienten näherzubringen. So las ich dann, während der Therapiestunden und am Abend, meine Gedichte und Kurzgeschichten einem begeisterten Publikum vor. In der Reha ist mein Gedicht *»Aufstehen«* entstanden, das nicht nur mir, sondern auch anderen Kranken Lebensmut geschenkt hat.

Beschäftigen muss ich mich natürlich mit meiner Krankheit Parkinson. Wie er mich angegriffen hat, wie ich dagegen angehe, wie ich über ihn denke, das schreibe ich nieder. Ich mache es dem Parki nicht einfach, aber er mir gleichfalls nicht. Er ist schon ein harter Brocken, über den ich zwar nicht jeden Tag nachdenke, ihn aber auch nicht aus den Augen verliere. Langsam bekommt der Parki ein Gesicht, ich sehe ihn dann einmal bei Licht, aber aufgeben tu ich nicht.

## EIN NEUES UND ANDERES LEBENSGEFÜHL

Wir schrieben das Jahr 2014. Mein Gesundheitszustand hatte sich verschlechtert. Wenn ich sonst zu später Stunde noch sehr gut denken konnte, forderte nun mein Körper meine ganze Kraft. Meine Reaktionen wurden langsamer, ich brauchte für alles viel mehr Zeit, den ganzen Tag hatte ich Rückenschmerzen und wenn ich mich hinkniete, kam ich kaum wieder hoch. Ich musste aufpassen, dass mein Parki nicht die Oberhand bekam, sonst wäre ich verloren. Ich musste etwas an meinem Tagesablauf verändern, es wurde mir langsam alles zu viel.

**Was tun?**
Aber ich kenne mich ja, ich habe das Helfersyndrom. Meine Frau und ich sind gesundheitlich angeschlagen. Den sehr großen Garten und das Haus zu pflegen, war von uns nicht mehr zu schaffen. Was sollten wir also tun?

Hier schrieb das Leben seine eigenen Geschichten. Im Jahre 2008 hatten wir im Ort, in dem wir wohnen, noch ein alters- und behindertengerechtes Zweifamilienwohnhaus gebaut mit dem Gedanken, dort einzuziehen, sollten wir einmal »nicht mehr können«. Bei der Realisierung des Objektes war uns unser Freund und Architekt Henk de Jong eine sehr große Hilfe. Unsere Kinder, die ja mitbekamen, wie wir uns abrackerten, sagten zu uns: »Ihr könnt doch kaum noch, warum zieht ihr nicht selbst dort ein, anstatt das Haus zu vermieten?«

Da unsere Situation in Haus und Garten sich nicht mehr bessern würde, entschlossen wir uns, nach vielen Gesprächen und schlaflosen Nächten, in die Parterrewohnung zu ziehen und unser altes Einfamilienwohnhaus zu verkaufen. Dass es nicht einfach werden würde, war uns von Anfang an klar. Wir hatten dieses Haus geliebt, seinerzeit ja nach unseren Vorstellungen gebaut und über 40 Jahre darin gewohnt. Kraft und Energie haben wir hineingesteckt und unsere beiden Söhne darin aufwachsen gesehen. Wir mussten wirklich lange daran knabbern und noch heute tut es weh, wenn wir an unserem alten Haus vorbeikommen. Unser Verstand sagte uns aber: Macht es zugunsten eurer Gesundheit und Lebensqualität.

### Umzug und Neustart

Dann war es so weit, der Tag des Umzugs stand fest. Im März sollte es sein, das hieß für uns Umzugskartons packen. Und das waren nicht wenige. Die Hauptarbeit überließen wir einem Umzugsunternehmer, doch für meine Frau und mich blieb noch genug zu tun. Ich war ziemlich gestresst und froh, wenn ich zwischendurch mal ein paar Minuten verschnaufen konnte. Mein Parki sah seine Chancen und machte es mir nicht leicht.

Es war eine harte Woche, die wir ohne unsere Freunde Wilhelm und Ria nicht geschafft hätten. Sie verbrachten sehr viel ihrer Zeit vor dem Umzug, während des Umzugs und nach dem Umzug bei uns. Die am häufigsten verwendeten Worte waren: »weggeben«, »wegschmeißen« oder »wird nicht mehr gebraucht«. Doch auch Ingrid, eine gute Freundin, hatte viele Male ihr Auto vollgeladen und Gegenstände zu unserem neuen Heim transportiert.

### Wir haben es geschafft

Jetzt wohnen wir schon eine ganze Weile in unserem neuen, modernen, hellen Zuhause. An die kurzen Wege haben wir uns schnell gewöhnt. Es ist richtig gemütlich geworden. Ein paar Dinge müssen wir noch machen lassen, aber alles der Reihe nach.

Das erste Jahr war sehr schnell um. Wir feierten in unserer Wohnung das erste Weihnachten und den letzten Tag im Jahr. Ich weiß, dass wir beide, meine Frau und ich, sehr viel über das Jahr und die Ereignisse nachgedacht und die eine oder andere Träne herausgelassen haben.

Jetzt schreiben wir das Jahr 2016 und wir sehen zuversichtlich nach vorn. Der Neustart ist uns geglückt und wir haben diesen Schritt bis heute nicht bereut. Für die Zukunft haben wir mehr Freizeit und Lebensqualität gewonnen.

## ICH VERMISSE ...

- meine alte Kraft
- mich selbst, ich kann mich nicht finden
- meine Zufriedenheit
- die Tage ohne Schmerzen
- die Zeit des aktiven Schaffens
- meine Schnelligkeit
- meinen aufrechten Gang, die geneigte Haltung zehrt an meinen Kräften
- mein gutes Gehör
- meine Beweglichkeit
- die Tage, an denen ich es noch ohne Tabletten geschafft habe
- die Tage, an denen ich noch selbst denken durfte
- die Liebe
- ab und zu ein paar Menschen
- meine Mutter, den Blick und ihre Kraft
- bestimmte Menschen nicht
- Dinge aus meiner Vergangenheit
- die Katzen, die ich hatte
- manchmal Dinge, die ich nicht unbedingt brauche
- eine ruhige Zeit, doch dazu bin ich noch nicht bereit
- schon lange ein wegweisendes Licht
- manchmal viel zu viel.

Das Leben, das vor einem liegt, ist das Ziel.

## WO STEHE ICH JETZT?

Hätte ich nicht täglich Rückenschmerzen, ginge es mir relativ gut. Na ja, mein körperlicher Zustand ist nicht der Hit, aber dieses Problem schleppe ich jetzt schon ein paar Jahre mit mir herum. Das Jahr 2013 ist vorbei, die Jahre 2014 und 2015 ebenso, der Kampf geht weiter.

Ich versuche, noch mehr Energie aufzubauen als vorher, um noch ein paar Dinge zu schaffen. Aber es ist verdammt schwer; bei allem, was ich versuche oder tue – der alte Schwung fehlt. Trotzdem engagiere ich mich noch ehrenamtlich. Als Leiter der Parkinson-Regionalgruppe Heinsberg habe ich viele Aufgaben übernommen, die ich gerne erfülle. Zur Seite steht mir dabei Leoni Rösche als stellvertretende Regionalleiterin, die zusammen mit ihrem Mann Dieter die Parkinson Selbsthilfegruppe 2012 gründete. Auch wenn ich mich etwas überfordere, so bin ich doch zufrieden mit dem, was ich mache. Mein größtes Hobby ist allerdings nach wie vor das Schreiben von Gedichten und Geschichten. Davon zehre ich und das gibt mir Kraft.

Mein Blick ist stets nach vorn gerichtet und das ist gut so.

Noch weiß ich nicht, was alles kommen und was das Leben mir bringen wird, aber eines ist klar: Ich habe schon eine lange Vergangenheit hinter mir, aber eine kurze Zukunft vor mir, die ich jetzt schon teilweise ohne die Hilfe meiner Frau nicht meistern kann.

# MIT EINEM LÄCHELN BEGINNT DER TAG

Ich habe gut geschlafen.
Er – »mein Parki« – hat gut geschlafen.
Es war eine ruhige Nacht.
Ich mache die Augen auf.
Ein helles Licht scheint durch das Fenster.
Ich begrüße den Tag mit einem Lächeln.
Ich schaue in die Sonne.
Ich freue mich auf einen neuen Tag.
Ob »er« ihn wohl auch so mag?

Ich stehe auf, recke und strecke mich.
Ich schaue in den Spiegel.
Ich betrachte mein Gesicht.
Ich kann »ihn« nicht sehen.
»Er« hat ja kein Gesicht.
Ich bin zufrieden mit dem, was ich da sehe.
Ich sehe nur mich.
Die Nacht hat mich wieder gekräftigt.
Mich hat vieles gedanklich beschäftigt.
Jetzt erst ein gutes Frühstück.
Ich habe wieder Dampf.
Auf in den Kampf.
Ich habe es aber nicht eilig.
Ich bin doch Pensionär.
Ich lese in Ruhe die Zeitung.
Manches ärgert mich sehr.
Ich habe wieder viele Informationen bekommen.

Ich habe sie lächelnd hingenommen.
Das Leben wird immer teurer.
Egal ob gesund oder krank.
Man hat kaum noch Geld auf der Bank.
Ich nutze täglich meine Chance.
Ich will glücklich und zufrieden sein.
Andere lassen sich nicht auf den Augenblick ein.
Ich will nicht sagen, was andere denken.
Ich lasse mich nicht von anderen lenken.
Ich will nicht für die Fehler anderer geradestehen.
Warum wollen sie das nicht einsehen?
Ich muss mit meinem eigenen »Ich« diskutieren.
Wenn ich nicht aufpasse, werde ich verlieren.
Ich bin in meinem Körper nicht allein.
Mein »Parki« fand einen Weg in mein Inneres.
Ich habe mich verändert.
Es wird Zeit, neue Wege zu beschreiten.
Ich will mich nicht verlieren.
Ich werde mich selbst begleiten.
Ich werde von Zufriedenheitspfeilen getroffen.
Ich bin für das Leben offen.
Das Leben findet zwischen Vergangenheit
und Zukunft statt.
Hier jeder eine Menge Spielraum für sich hat.
Ich schenke mir ein Lächeln.
Ich lasse mich auf diesen Augenblick ein.
Ich will glücklich und zufrieden sein.
Am Abend schlafe ich mit einem Lächeln ein.

Es war eine unruhige Nacht.
Ich wache mit guter Laune auf.
Ich fühle noch Leben in mir.
Ich spüre das Pulsieren meines Herzens.

»Er« ist noch immer da.
Ich spüre meine körperlichen Schmerzen.
Aber es kommt so, wie es muss und wie ich es mag.

Ich beginne mit einem Lächeln meinen Tag.

# ICH UND
# »MORBUS PARKINSON«

## MORBUS PARKINSON

Körperlich und geistig bin ich nicht mehr so fit, mein Gesamtzustand ist zeitweise nicht der Hit.

Der Versuch, es zu schaffen, den ganzen langen Tag, geht kläglich daneben, weil der Körper versagt.

Auch reduzierte Leistung und Arbeitszeit reicht dem Körper nicht aus – er schreit: »Gib mir Zeit!«

Trotz Geist und Verstand, um zu koordinieren, wenn die Kraft nicht mehr da ist, kann ich nur verlieren.

Doch mache ich mich fit für das Heute und Morgen: um meine Zukunft mache ich mir keine Sorgen,

und wenn ich es jetzt schaffe, mich auf mich zu besinnen, im Job kürzer trete, dann kann ich nur gewinnen.

Ich packe es an, dazu bin ich bereit, darum gebe ich meinem Körper die nötige Zeit,

die Zeit, mich zu lenken mit Herz und Verstand, dann schaffe ich in Zukunft noch so allerhand.

## PARKINSON HAT EIN GESICHT

Parkinson hat ein Gesicht. Will ich es überhaupt sehen? Warum nicht!

Doch wie komme ich an ihn heran? Er ist sowohl Frau als auch Mann. Er macht vor keinem der Geschlechter halt, wenn man Glück hat, wird man mit ihm alt.

Wie sieht der Weg aus, den man mit ihm beschreitet? Wann kommt der Punkt, an dem man ihm nicht mehr entgleitet? Es ist keine schöne Situation, aber wer will das schon.

Man sieht's ihm nicht an, doch er hat Tücke und List: Jeder sein eigener Parki ist. Dann sieht der Parki mir und ich ihm das erste Mal in's Gesicht, doch das, was ich sehe, glaube ich nicht: »Das bin ja ich!«

Ungläubig starre ich in den Spiegel hinein, das da soll das Gesicht eines Parki sein? Doch so ist es, mich schaut ein Parki an, ein Gesicht, das schon länger nicht mehr lachen kann.

Eine Stimme, die eher leise, man wird schlecht verstanden im Verwandten- und Freundeskreise. Augen, die nicht mehr so gut sehen, schlurfende Schritte beim Gehen.

Erstarrte Gesichtszüge, keine Regung bei einer Lüge, ich mich selbst betrüge. Das ganze Gesicht wirkt monoton, das hat man nun davon.

Doch ich weiß, wie ich mit ihm umgehen muss, das ist mein wirklich großes Plus. Ich selbst kenne mich am besten und stelle mich auf ihn ein, doch muss ich akzeptieren, anders als andere zu sein.

# GEFÜHLE

*Kennst du das Gefühl,*

wenn dein Körper plötzlich zittert?
    Dann glaubst du, den Verstand zu verlieren, weil
    deine Krankheit dich wieder ihre Kraft spüren lässt.

wenn du dich kaum noch richtig bewegen kannst?
    Dann musst du wie wild gegen dich selbst
    ankämpfen.

wenn deine Muskeln steif und starr werden?
    Dann bewegst du dich wie ein Roboter, weil dein
    Körper bei jeder Regung nachgibt.

wenn du dein Gleichgewicht verlierst?
    Dann brauchst du sehr viel Krankengymnastik,
    um das wieder zu richten.

wenn du etwas nehmen und halten willst, du es aber
    wieder fallen lässt?
    Dann sind deine Finger und Hände mal wieder
    viel zu schwach, um zu funktionieren.

wenn du schon morgens mit Übelkeit aufstehst?
    Dann fragst du dich, worauf wartet dein Körper
    bloß?

wenn du wenig Regung im Gesicht zeigst und alle dich
    anstarren?
    Dann ist das ein Zeichen deiner Krankheit,
    vielleicht erleben die anderen es irgendwann auch
    einmal – oder eben nicht.

wenn du beim Gehen auf Wegen und Treppen stolperst?
>   Dann wollen deine Beine nicht mehr, obwohl dein Verstand ihnen sagt, dass sie es sollen.

wenn man dir kurz vorher auftrug, an etwas Bestimmtes zu denken, dich dein Verstand aber daran hindert?
>   Dann spielt er dir wohl wieder Streiche.

wenn es mit der Zeit immer schlechter werden kann?
>   Dann hat die Krankheit ihr ganz eigenes Gesetz und bestimmt deinen Lebensverlauf mit.

wenn du dich andauernd ganz schwach fühlst?
>   Dann weißt du genau, wovon ich hier spreche.

wenn deine Stimmung ganz unten ist, du einfach nicht gut drauf bist?
>   Dann nimm dir Zeit für dich und du bist bald wieder obenauf!

*Ich kenne das Gefühl,*

brauche nicht drum herumzureden.
>   Denn für mich ist vieles normal, für einen Parki gehört so etwas zum alltäglichen Leben.

## MEDIKATION

Am Anfang stand die Diagnose, vor Angst machte ich mir fast in die Hose.
Der Mund war trocken, die Stirn voll Schweiß, verdammte Krankheit, so ein Scheiß!

Der Arzt sagte: »Nur keine Hektik und keinen Stress. Hier sind die richtigen Tabletten, nimm sie und iss.
Die Therapie, die führen wir fort, erhöhen die Dosis mal hier und mal dort.
Und wenn es schlimmer werden sollte, dann schick ich dich zu Dr. Bolte.
Als Spezialist für solche Fälle, kann er dir helfen auf der Stelle.«

Der untersuchte mich wieder von Kopf bis Fuß, weil er das so machen muss.
Aufgrund der Befunde sagte er dann, dass er mich therapieren kann.
Dann meinte der Doktor: »Wir fangen neu an, und steigern die Dosis, so dann und wann.
Vergessen Sie, was Sie bisher bekommen, hier werden Blaue, Rote, Grüne genommen.«

Schon wieder wurde mir kalt und heiß: »Noch mal von vorn der ganze Scheiß? Doch die Reha mach ich bis zum Schluss, auch wenn ich noch mehr schlucken muss!«
Die Klinik verließ ich dann irgendwann: »Wie freue ich mich, dass ich gehen kann!«

Und den Bericht, den steckte ich ein, ich sollte damit zum Neurologen daheim.

Der liest den Bericht, die Medikation und sagt: »Herr Gerhards, was ist das schon?«
Auf einmal wurde ich leichenblass, als er dann fragte: »Was ist denn das?
Die Dosis, die ist viel zu tief, ich werde erhöhen, sonst geht das schief!«
Jetzt schlucke ich noch mehr Blaue, Rote und Weiße. Verdammte Krankheit, alles Scheiße!

## DER UNTERMIETER

Er nennt sich »Parki« und wohnt in meinem Körper, als Untermieter.

Er hat mich nicht gefragt, ob er bei mir wohnen kann, er war einfach da, irgendwann. Er ist heimlich bei mir eingezogen, um sich ganz leise mein »Ich« zu holen.

An einen solchen Mieter hatte ich nie gedacht, der nichts bezahlt, sondern sich breit im Körper macht. Doch gibt es Wesen, die wird man im Leben nicht mehr los, die machen, was sie wollen, und werden langsam in einem groß.

Nach einiger Zeit wollte er Besitz von mir ergreifen, er begann, durch meinen Körper zu streifen. Mit seinem hinterhältigen Angriff hatte ich nicht gerechnet, er verstand es, die Türen in meinem Inneren aufzubrechen.

Mein linkes Bein war sein erstes Ziel, meine schwächste Körperstelle. Dann griff er meine Motorik an, so dass ich manches nur noch mit großem Aufwand machen kann.

Er brachte mich aus dem Gleichgewicht, er veränderte auch die Mimik in meinem Gesicht. Schlurfenden Schrittes ging ich daher, selbst eine spontane Drehung klappte nicht mehr.

Körperlich war ich schnell matt und am Ende, es wurde Zeit für eine Wende. Das Arbeiten stellte ich stückweise ein, eine Reha musste her, damit mein Körper wieder mein.

Dort hat man mich wieder aufgebaut, meinem Untermieter auf die Finger geschaut, ihm mit verschiedenen Therapien

Benehmen beigebracht; er hat sich gewehrt, der vorläufige Rückzug war für ihn hart.

Aus meinem Körper kann ich ihn jedoch nicht verweisen, ich muss mit ihm leben, zuhause und auf Reisen, er versucht immer wieder sein Glück. Doch ich nutze meinen Willen und meine Kraft, mich komplett zu besitzen hat er noch nicht geschafft.

Es ist nicht leicht, das »Ich« zu behalten, wenn ein anderer versucht, dein Leben zu gestalten. Doch solang ich ihn zurückschicken kann in sein Quartier, bin ich mein eigener Mensch in meinem Revier.

## AUSGEZOGEN IST ER DOCH NOCH NICHT

Ich wache am Morgen auf und denke: »Jetzt ist er weg! Mir geht es richtig gut!« Fast kriege ich einen Schreck.

Wo ist er denn geblieben, mein feiner Untermieter, das Wesen ohne Vornamen, mein »Möchtegerngebieter«?

Ich werde ihn nicht vermissen, sonst schlägt er mir auf den Magen und nur mit starken Tabletten geht's ihm dann an den Kragen.

Es ist schon ein gutes Gefühl, einmal nicht an ihn zu denken, ihn nicht zu spüren, wenn er meinen Körper nicht will lenken.

Vielleicht kann ich heute noch mal so leben: Mit einem Körper voller Kraft, das tun, was ich gerne mag, bis ich bin von mir selbst geschafft.

Und so vergehen die Stunden, ich mache das, was ich will, der Tag ist bisher richtig gut, in mir ist alles still.

Die Hoffnung stirbt zuletzt.

## ZUKUNFT OHNE ANGST

Der tiefe Fall nach der Diagnose, ich sah sie nicht mehr: das Licht, die Rose.

Es war, als hätte ich im Ring gestanden, einen Tiefschlag erhalten, nicht wieder aufgestanden.

Die Angst kam schnell, fast über Nacht, sie hat mich aus dem Gleichgewicht gebracht.

Mut- und kraftlos schaute ich in den Tag, was in Zukunft wohl alles so kommen mag?

Körperliche und seelische Beschwerden werden mich begleiten hier auf Erden.

Von einer Therapie wurde mir berichtet, mit der man mir hilft, mich wieder richtet:

Gedanken auf Positives auszurichten, Körper und Geist zu fordern, aber auf nichts zu verzichten.

Das Schöne im Leben will ich weiter genießen, Freundschaften pflegen, Neues kennenlernen, mich vor nichts verschließen,

mit klarem Blick in die Zukunft schauen, positiv denken und Luftschlösser bauen.

Dann ist es viel leichter, den Tag zu ertragen, Kräfte zu mobilisieren, immer wieder zu wagen.

Mit Hilfe meiner selbst und meiner Lieben werde ich ganz sicher die Kurve kriegen.

## GEWONNEN

Ich habe wieder Stärke, ich habe wieder Mut, den Umständen entsprechend geht es mir gut.

Ich habe meine Krankheit akzeptiert und verstanden, konnte in der Reha für Seele und Körper positive Treffer landen.

Dort hat man mich wieder aufs Podest gestellt, den Blick ausgerichtet auf meine neue Welt.

Eine Welt mit Gezeiten wie Ebbe und Flut, das Kommen und Gehen gibt Kraft und macht Mut.

Ich habe es geschafft, trotz Beeinträchtigung und Schwächen, offen darüber zu reden, auch Tabus zu brechen.

Bei Familie und Freunden erfahre ich Akzeptanz, fremde Blicke bestrafe ich mit Ignoranz.

Mir ist es egal, was andere denken, nur ich allein kann meinen Körper lenken.

Mit Stolz richte ich nun meinen Körper auf, erhobenen Hauptes gehe ich geradeaus.

## ICH WILL ...

wieder die Wärme der Sonne spüren

wieder Regentropfen mit meinen Händen berühren, Morgentau im Gras unter nackten Füßen spüren

wieder durch Wiesen und Auen spazieren, die Natur mit eigenen Augen sehen

wieder Luft einatmen, rein und klar, so wie es früher war

wieder lachen und auch leben, wieder tanzen und auch schweben

wieder träumen und wieder fliegen, mit neuer Stärke die Schwächen besiegen

wieder Wünsche haben, große und kleine, sie mir erfüllen, bis sie meine

wieder innere Ruhe finden, die Tiefen von Geist und Seele ergründen

jede Stunde und Minute positiv verbuchen, das Leben ist zu kurz, um es dauernd nur zu suchen

Ich will mit alldem nur sagen:

ich will!

## SCHRITT FÜR SCHRITT

Bei einem Spaziergang am Abend, es war kurz vor Mitternacht, wurde ich plötzlich auf etwas aufmerksam gemacht. Ich hörte hinter mir Schritte, als würde jemand mit mir gehen, verwundert blieb ich sofort stehen. Die Schritte waren nicht mehr zu hören, doch zuvor waren sie da, ich könnte es beschwören.

Kaum hatte ich mich wieder in Bewegung gesetzt, hörte ich die Schritte, von gleich auf jetzt. Ich sagte zu mir, du bist nicht allein, wer mag wohl hinter dir her sein? Auch wenn ich schneller ging, sie passten sich an! Ist es eine Frau oder ist es ein Mann? Ich werde mich verstecken, dann werde ich es sehen, »Er« oder »Sie« muss ja an mir vorübergehen!

Doch niemand kam, so ging ich weiter, das war dann wohl auch gescheiter. Kaum aber war ich losgegangen, hatten die Schritte wieder angefangen. Ich kam an eine Straße, die hell erleuchtet war, sie werde ich jetzt entlanggehen, wenn ich mich dann umdrehe, muss ich es ja sehen. Gesagt, getan, doch wieder habe ich niemanden gesehen. War es Einbildung? Ich werde jetzt lieber nach Hause gehen.

Kaum hatte ich die Haustür hinter mir geschlossen, ist mir ein Gedanke durch den Kopf geschossen. Es gibt jemanden und das seit Jahren schon, der mich bedrängt, er will den Thron. Er ist immer bei mir und das Schritt für Schritt, ist in mir drin, macht alles mit: Mein Parki, dieser harte Brocken, der haut mich regelmäßig aus den Socken.

Er wird immer lauter, bleibt nicht still, geht Schritt für Schritt mit mir mit, auch wenn ich es nicht will.

# AUFGEBEN

*Aufgeben?*

Vor ein paar Jahren hat er mich gewaltig erschreckt und mich mit seinen Mitteln niedergestreckt.

*Aufgeben?*

Ich war ganz unten, befand mich in seiner Gewalt, er machte vor vielen Dingen einfach nicht Halt.

*Aufgeben?*

Ich lag noch lang dahingestreckt, da wurde der Kampfgeist in mir geweckt.

*Aufgeben?*

Zuerst habe ich die Faust geballt, mein Verstand signalisierte: Zur Not gebrauchst du Gewalt!

*Aufgeben?*

Irgendwann bin ich dann aufgestanden, ich konnte den ersten Treffer landen.

*Aufgeben?*

Ich habe Säfte und Pillen geschluckt und verzehrt, mich mit allen vorhandenen Kräften gewehrt.

*Aufgeben?*

Immer wieder kommt mein Parki zur Tür herein und kündigt an, bald sei ich sein.

*Aufgeben?*

Er nutzt meist den Morgen, denn dann bin ich ganz schwach, dann greift er meinen Körper an und macht mächtig Krach.

*Aufgeben?*

Doch ich richte meinen Körper auf und hole tief Luft, mein Kampfwille ist ungebrochen: »Ich zeig es dir, du Schuft!«

*Aufgeben?*

Doch es gibt so manche Tage, da zwingt er mich in die Knie, im ersten Moment glaube ich dann: »Das Aufstehen schaffst du nie!«

*Aufgeben?*

Ich habe aber keine Lust, länger auf dem Boden zu sein, ich richte mich langsam auf und atme kräftig ein.

*Aufgeben?*

Kurze Zeit später, da hast du, Parki, dir über Nacht, nur um mich zu ärgern, etwas Neues ausgedacht.

*Aufgeben?*

Kaum gönne ich mir und meinem Körper Ruhe, hast du es schon gemacht: hast mir mal hier, mal dort, wie mit einem Messer, Schmerzen beigebracht.

*Aufgeben?*

Es dauert einige Tage, du gehst einfach nicht fort, ich spüre heftige Stiche in meinem Körper, immer wieder an einem anderen Ort.

*Aufgeben?*

Ich komme kaum noch zur Ruhe, du bist immer da und weißt mir zu sagen: »Ich bin dir schon ganz nah!«

*Aufgeben?*

Doch ich habe mich besonnen und auf Abwehr eingestellt, denn dort, wo du dich bewegst, Parki, ist mein Körper und meine Welt.

*Aufgeben?*

Ganz langsam gehst du rückwärts, ziehst dich von mir zurück, die täglichen Angriffe lassen nach, denn sie bringen dir kein Glück.

*Aufgeben?*

Hoffentlich hast du gemerkt, ich bin noch nicht bereit, ich habe noch viele andere Dinge zu tun, für dich habe ich keine Zeit.

*Aufgeben?*

Darum lass mich jetzt in Ruhe, lass mich meiner Wege gehen, das, was du ständig machst, ist mir im Weg zu stehen.

Aufgeben – niemals!

# AUFSTEHEN

Es war so, als rutschten die Füße mir weg,
die Beine gaben nach und ich lag im Dreck.
*Eine Stimme sagt: »Aufstehen!«*

Ich lag lange Zeit da, konnte mich nicht bewegen,
irgendwann fing ich an, mich wieder zu regen.
*Eine Stimme sagt: »Aufstehen!«*

Ich war noch zu schwach, um mich wieder zu erheben,
der Atem ging schwer, mein Herz fing an zu beben.
*Eine Stimme sagt: »Aufstehen!«*

Dann habe ich mich langsam vom Boden erhoben,
auf die Füße gestellt, jetzt war ich wieder oben.
*Eine Stimme sagt: »Aufstehen!«*

Dann ging ich, wenn auch noch schwankend, nach Haus,
um mit meiner Familie zu reden. Was wird nun daraus?
*Eine Stimme sagt: »Aufstehen!«*

Sie waren geschockt und haben geweint,
da mein Körper es wieder nicht gut mit mir meint.
*Eine Stimme sagt: »Aufstehen!«*

Dann haben sie gesagt, du bist stark, du hast Kraft,
im Leben hast du schon so vieles geschafft.
*Eine Stimme sagt: »Aufstehen!«*

Wir werden dich stützen, wir werden dich halten,
gemeinsam mit dir dein Leben gestalten.
*Eine Stimme sagt: »Aufstehen!«*

Wir werden mit dir neue Wege beschreiten,
auch seelisch dich stärken und begleiten.
*Eine Stimme sagt: »Aufstehen!«*

Jetzt stehe ich wieder auf beiden Füßen,
kann mit offenen Augen Himmel und Erde begrüßen.
*Eine Stimme sagt: »Aufstehen!«*

Ich sehe wieder die Sterne und sehe das Licht,
die Stärke wird siegen, die Schwäche nicht.
*Eine Stimme sagt: »Aufstehen!«*

## ZUFRIEDEN

Mit meinem Zustand bin ich ganz zufrieden, auch wenn die Krankheit vorwärts schleicht, ich lasse mich nicht so leicht besiegen, die Kraft dafür im Moment noch reicht.

Ich lebe jeden Tag aufs Neue, wache täglich auf mit frischem Mut und mache alles das, was persönlich gut mir tut.

Es wird immer ein Auf und Ab geben in meinem Leben, doch dafür habe ich keine Zeit, tausend Dinge will ich noch verwirklichen, dazu bin ich bereit.

Darum verweise ich dich, Parki, in deine Schranken und sage dir, sei noch lange still, damit ich die Möglichkeit noch habe und alles tun kann, was ich will.

Ich weiß, du wirst auf Schritt und Tritt mir folgen, ich höre es am Stampfen und an deinem Ton, irgendwann wirst du dann sagen, gleich bin ich da, ich habe dich schon.

Du kannst und wirst es oft versuchen, doch mache ich es dir nicht leicht, denn ich bin wachsam und sensibel und merke, wenn einer hinter mir schleicht.

Du bist für mich nicht zu überhören, du kündigst dich oft zeitig an, ich habe Zeit zu reagieren und nehme ein Gegenmittel dann.

Wie lange wird mir das noch gelingen? Ich weiß es nicht, doch hoffe ich schon, die Forscher werden ein Mittel finden, das dir beibringt einen anderen Ton.

Bis dahin muss ich mit dir leben, du wirst stetig mein Verfolger sein, leider können wir keine Freunde werden, das wird niemals so sein.

## ICH LEBE JEDEN TAG MEIN LEBEN

Jeden Tag lebe ich aufs Neue, auf jeden Tag ich mich stets freue.
Jedem Tag halte ich die Treue, keinen gelebten Tag ich bisher bereue.

Jeden Tag ich noch vieles mache, an manchen Tagen eine neue Sache.
Jeden Tag ich auch mal lache, mit meinem Enkel Späße mache.

Jeden Tag ich bewusst erlebe, an manchen Tagen ich auch gern mal schwebe.
Jeden Tag ein neuer Kampf, jeden Tag stets unter Dampf.

Jeden Tag, selbst wenns mir ums Herz mal schwer, noch bin ich mein eigener Herr.
Jeden Tag mit voller Kraft, an manchen Tagen bin ich geschafft.

Jeden Tag ein Glücksgefühl, immer noch kalt und warm ich fühl.
Jeden Tag ich mir was schenke, oft an meine Lieben denke.

Jeden Tag habe ich ein Ziel, auch wenns mir manchmal wird zu viel.
Jeden Tag noch nicht so, wie er es will, mal ist er aktiv, mal ist er still.

Jeden Tag mache ich es ihm schwer, kampflos gebe ich mich nicht her.

Jeden Tag ein leckeres Essen, von vielen Dingen bin ich wie besessen.

Jeden Tag erleben mit Genuss, leider ist nach 24 Stunden Schluss.
Jeden Tag spüre ich mein Herz, es reagiert noch immer auf Freude und Schmerz.

Jeden Tag, solange ich lebe, werde ich mein Bestes geben.
Jeden Tag schaue ich nach vorn, fühle keinen Hass und keinen Zorn.

Jeden Tag lebe ich mein Leben, ich bin noch nicht bereit, es kampflos herzugeben.
Jeden Tag bleibe ich mir selbst erhalten, lasse mich nicht von jemand anderem verwalten.

Jeden Tag bleibe ich geistig rege, gehe allein oder mit meinen Lieben eigene Wege.
Jeden Tag schwebe, fühle, taste ich mich ran, bis ich wirklich nicht mehr kann.

Ist dann mal der Tag gekommen, wo Parki die Oberhand hat gewonnen, ob es ihm dann passt oder nicht, akzeptieren geht mir gegen den Strich.

## ER IST SCHON SEHR WEIT

Er ist schon sehr weit vorangeschritten, wir haben fast täglich miteinander gestritten. Ich muss mich wehren mit aller Kraft, er ist sehr stark, immer mehr er schafft.

Er hat jetzt neue Angriffszeiten, viel Zeit, um sich darauf vorzubereiten. Der erste Angriff kommt morgens früh schon vor acht, er dann mit mir spielt und hämisch lacht.

Ich kann mich kaum rasieren, komme sehr schlecht in Hemd und Hose, die geschnürten Schuhe sind auch zu lose. Ich schleiche dann so vor mich hin, es dauert also bis ich gewaschen und angekleidet bin.

Als Gegenmittel die ersten Pillen, wie jeden Morgen mit eisernem Willen. Die wirken zwar oft nach kurzer Zeit, zum Aufgeben ist er aber noch nicht bereit. Dann schiebe ich noch eine Tablette hinterher, mich weiter zu ärgern, fällt ihm dann langsam schwer.

Nun wird er ruhiger. Es lebe die Medizin! Den Nachmittag gestalte ich weitestgehend ohne ihn. Zwischendurch werden noch ein paar Tabletten nachgeschoben, das hält ihn unten, läßt ihn nicht nach oben.

Hab ich mein Tagewerk vollbracht, versucht er schon mal mich zu ärgern vor der langen Nacht. Doch vorher bekommt er es noch einmal zu spüren, ich schlucke noch ein paar Tabletten und verschlossen bleiben für den Parki die Türen.

Meist schlafe ich gut in der Nacht, er sicherlich wieder versucht mich zu besitzen, doch man darüber nur lacht.

# ICH ...

Ich lebe noch, ich liebe noch.
Ich fühle noch, ich spüre noch.
Ich denke noch, ich lenke noch.
Ich gehe noch, ich sehe noch.
Ich rieche noch, ich schmecke noch.
Ich schlafe noch, ich wache noch.
Ich lese noch, ich schreibe noch.
Ich koche noch, ich backe noch.
Ich sitze noch, ich schwitze noch.
Ich mache noch, ich lache noch.
Ich fahre noch, ich spare noch.
Ich reise noch, ich speise noch.
Ich male noch, ich zahle noch.
Ich springe noch, ich singe noch.
Ich schalte noch, ich walte noch.
Ich klebe noch, ich schwebe noch.
Ich kaue noch, ich schaue noch.

Ich mache noch alles,
was ich machen kann,
wo meine Grenzen sind,
das sagt mir mein Parki-Mann.

## ZUKÜNFTIG

Mit klaren Augen will ich wandern,
auf einem Weg der Zukunft heißt.
Will mich nicht verschließen vor den anderen,
das schwächt den Körper und den Geist.

Will anderen helfen und sie stützen,
das wird mir auch persönlich nützen.
Nutz täglich meine guten Zeiten,
will nicht mit meinem Körper streiten.

Sehe in dem, was ich noch tun kann, nur das Gute,
damit ich im Herzen nicht verblute.
Will mich an meiner Kunst berauschen,
will nicht mit jemand anderem tauschen.

Will mich mit meinem Geist stets lenken,
schöne Gedanken mir oft schenken,
mir meinen Humor noch lange erhalten,
will noch lange schalten und walten.

## ÜBER DEN AUTOR

Ulrich J. Gerhards wurde 1951 geboren und wohnt seit über 40 Jahren in Hückelhoven-Doveren.

Er musste im Jahr 2005 eine Diagnose akzeptieren, die sein Leben in eine andere Welt lenkte: »Morbus Parkinson« hatte in seinem Körper Einzug gehalten und begleitet ihn seither auf Schritt und Tritt.

Das Schreiben von Gedichten und Geschichten gehört seither zu seiner »neuen Welt«.